LES

FLÈCHES MÉDICALES.

Feuilletons du Moniteur des Hôpitaux

PAR M. LE DOCTEUR JOULIN.

N°   **Prix 25 centimes.**

Paraissant deux fois par mois

CHEZ LECLERC, PLACE DE L'ÉCOLE-DE-MÉDECINE, 14.

BUREAU D'ABONNEMENT: RUE BONAPARTE, 47.

Prix par an : Paris. 5 fr. Départ. 6 fr.

LE

HARMACIEN-DROGUEUR

APOTHICARIUS CLYSOFERRENS (Buffon).

APOTHICARIUS VENENOSUS seu TORMINOSUS (Lacépède).

The death dwels in your jugs.

(W. Arden. *The Gift.*)

La mort habite dans vos bocaux.

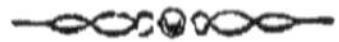

PARIS

IMPRIMERIE DE W. REMQUET ET Cie,

RUE GARANCIÈRE, 5, DERRIÈRE SAINT-SULPICE.

1856.

LE
PHARMACIEN-DROGUEUR

—◆◉◆—

Nota. — Ne pas confondre avec le *pharmaceuticus honorabilis* de Linné. Ces deux espèces, quoique également de la famille des Apothicariées, forment deux genres complétement distincts dont les propriétés sont très-différentes. Cependant, je dois avouer que certains individus de la première espèce se rapprochent assez de la seconde pour donner un moment d'hésitation à l'amateur qui n'est point familiarisé avec cette étude. C'est exclusivement de l'*apothicarius torminosus* que nous traitons ici.

Ce qui pourrait sembler des généralités sur la famille des Apothicariées ne concerne que ce dernier genre. Nous consacrerons un article spécial au genre *Pharmaceuticus honorabilis.* Cependant, afin d'éviter toute erreur fâcheuse pour la santé publique, nous donnerons sommairement les caractères différentiels les plus tranchés des deux espèces.

Apothicarius clysoferrens, seu venenosus, seu torminosus.	**Pharmaceuticus** honorabilis.
Boutique mal tenue ; maître mal peigné ; bocaux malpropres, quelques-uns raccommodés avec des bandes de papier ; odeur vireuse ; peu de laboratoire ; point de science, produits altérés. —Il donne des consultations Raspail, vend des médicaments Raspail, des liqueurs Raspail, et se ferait passer pour Raspail lui-même, n'était le respect qu'il lui porte. Son instinct dominant est d'amasser de l'or à tout prix. —	Pharmacie bien tenue, propre, luisante ; laboratoire bien installé, muni de tous ses appareils en bon état ; maître plus ou moins élégant, au courant de la science, recevant même des journaux de médecine.—Il fabrique ses sirops lui-même ; ne fait jamais les bruns avec du caramel ; ne change rien aux ordonnances qu'il exécute ; ne délivre jamais de médicaments sans prescription ; ne consulte pas ses clients ; tient ses poisons

Mauvais citoyen, il monte sa garde en rechignant (quand il la monte) et cabale pour obtenir les galons de sergent-major (on verra pourquoi). — Cette espèce s'épanouit de préférence dans les lieux froids et humides, dans les rues borgnes et malsaines, où le soleil pénètre peu ; à Paris, on la trouve plus spécialement aux environs des Halles. Cependant, ses tiges rampantes, souterraines, fort analogues à celles du chiendent, lui permettent de croître un peu partout.

sous clef, et ignore jusqu'au nom de Raspail. — Considéré dans son quartier dont il est l'un des ornements, il devient souvent officier de la garde nationale, membre du Conseil municipal, adjoint au maire et même premier magistrat de sa commune ou de son arrondissement. Les plus ambitieux parviennent à l'Académie de Médecine. — Cette espèce se développe plus particulièrement dans les lieux bien aérés et où le soleil n'est pas inconnu. A Paris, on la trouve surtout dans les beaux quartiers ; cependant les quartiers pauvres n'en sont pas entièrement privés.

Je n'ai pas l'intention de faire la monographie complète de cette espèce. Je veux simplement ajouter quelques lignes au chapitre des lamentations qu'elle arrache au corps médical. Comme classification, le pharmacien-drogueur nous paraît devoir être considéré comme une simple variété de la tribu des *Artifex*. Son rôle dans la société devrait exclusivement consister à mélanger, triturer, piler et piluler *tout* ce qu'il peut nous convenir de faire entrer dans une formule ; et cela proprement, loyalement, fidèlement, promptement, sans rien y ajouter ni retrancher, sans se permettre aucune observation ni réflexion qui puisse faire soupçonner que son pilon ou sa spatule soient dirigés par un être intelligent. Voilà le vrai type, le beau idéal du *clyso ferrens*, que chacun de nous a rêvé dans ses jours d'illusion. Tel était l'antique apothicaire, ignorant, mais fidèle, qui se serait cru déshonoré si, dans un accès de coupable audace, il avait osé administrer un clystère à l'eau de son au lieu de le donner à l'eau de guimauve. Si, dans cet heureux temps (âge d'or des apothicaires), un membre de cette estimable corporation s'était permis d'inventer de son propre chef, et sans l'ordonnance expresse de son seigneur et maître le médecin, un sirop lénitif, incisif, béchique ou céphalique, ou bien même une simple pilule purgative, le corps tout entier se serait soulevé pou l'expulser de son sein.

Malheureusement, ce temps est loin de nous. On a mis l'*apothicarius venenosus* sur le même pied que le *pharmaceuticus honorabilis ;* des gens qui se mêlent de tout lui ont appris un peu de latin, un peu de botanique ; ils en ont fait un quart de savant qui s'est permis d'oser penser par lui-même ! Aussitôt qu'il a pu comprendre le latin

de cuisine de ses bocaux, la tête lui a tourné; il a été
pris du vertige de l'ambition. Lui, qui jadis se tenait toujours modestement par derrière, il voulut passer par de-
vant à son tour; foulant aux pieds les traditions laissées
par ses honnêtes aïeux, il se révolta contre son seigneur
et maître et voulut l'absorber à son profit. D'abord, il ha-
sarda quelques timides observations sur les ordonnances !
puis il osa les discuter ! ! enfin, il les altéra ! ! !

De là à capter la confiance des malades, il n'y avait
qu'un pas; ce pas fut franchi. Il représenta le médecin
comme une superfétation scientifique, comme un ignorant incapable de confectionner la moindre *pocilokémie,*
incapable de discerner une préparation *phytobasique*
d'une *polybasique ;* enfin, comme un être incomplet, qui
est forcé de recourir à chaque instant à lui, pharmacien-
drogueur, qui, non-seulement sait la médecine aussi
bien que la pharmacie, mais encore, en vendant ses dro-
-gues, donne sa consultation généreusement par-dessus le
marché, ce qui tente singulièrement le malade. Alors il
se crut un savant complet; se drapa dans sa gloire et se
tressa des couronnes de chiendent; puis, lâchant la bride
à son génie, il inventa des médicaments nouveaux doués
de propriétés véritablement extraordinaires (au moins se-
lon lui), il confectionna des sirops qui guérissent en deux

heures la phthisie et la coqueluche, ainsi qu'une foule d'autres maladies ; des pommades qui font disparaître instantanément les durillons et les cancers, aussi bien qu'une grande quantité d'infirmités les plus variées ; des pilules tellement merveilleuses, qu'il suffit de ne pas les prendre pour être guéri. Enfin, ils ont tout prévu ; ils ont remède à tout ; l'indisposition la plus légère, comme l'affection la plus terrible, trouveront dans leur boutique un remède tout prêt, ficelé, étiqueté, emballé d'avance ; on n'a plus qu'à s'en aller avec, après avoir passé à la caisse bien entendu. On a bien raison de dire que le médecin est une superfétation scientifique, un rouage de trop dans la société ; car, enfin, il avoue qu'il n'est point sûr de guérir, et il se fait payer malgré cela ; tandis que l'*apothicarius venenosus* est toujours sûr de la guérison et consulte gratis ; il est certain que tout l'avantage est de son côté, et qu'auprès du sien notre rôle est un peu terne.

Il y a bien une vieille loi qui défend absolument à l'*apothicarius-clyso ferrens* de rien vendre ni préparer sans notre *ordonnance*, c'est-à-dire sans notre *commandement* ; mais il est bien probable que cette loi a été abrogée, et puis elle avait été faite pour des gens qui ne savaient même pas le français, et non pas pour des gens qui pourraient, s'ils voulaient, vous dire bonjour en latin. Il est donc bien probable, puisque personne ne s'y oppose, que ces messieurs ont parfaitement le droit de contrôler, même de modifier nos ordonnances, comme de droguer, purger et dévaliser à discrétion les malheureux qui leur tombent entre les mains.

Vous pourriez supposer que le pharmacien-drogueur se trouve satisfait de la part qu'il s'est taillée dans notre domaine ; vous seriez dans une erreur très-grande. Il s'est dit : Je vends cinq francs ce qui me coûte dix sous ; c'est assez joli ; mais si je vendais à la place de ce qui me coûte dix sous quelque chose qui ne me coûterait rien du tout, le bénéfice serait encore bien plus clair ! Dès lors, il mélangea, falsifia, altéra, sophistiqua, de manière à transformer en produits complétement inertes ou en poisons dangereux les médicaments qui dans un cas pressant auraient pu arracher un homme à la mort. De sorte que le médecin qui a annoncé à la famille un résultat sur lequel il croyait pouvoir compter, reste tout penaud quand il voit justement survenir le contraire, quand il voit, surtout, le visage de ses clients exprimer dans un langage aussi muet qu'énergique : Voilà un médecin qui ne sait pas du tout ce qu'il fait ; si nous allions en chercher un autre ?

Puis, les gens du monde viennent vous dire de cet air

goguenard que vous savez : Vraiment, la médecine ne fait aucun progrès ; on meurt tout autant qu'il y a un siècle. Mais certainement qu'on meurt tout autant ; si une chose a le droit de surprendre, c'est qu'on ne meure pas davantage ; pour qu'il en fût autrement, il faudrait que la médecine, dans sa marche vers le bien, pût surpasser l'*apothicarius venenosus* dans sa course vers la fraude et la sophistication, ce qui semble impossible. Faites donc vivre les gens cent cinquante ans avec des auxiliaires qui n'ont même pas respecté l'innocence de la farine de moutarde !

Ah ! l'*Univers* a bien raison : l'éducation est la mère de tous les vices.

Nous avons dit qu'il intriguait pour obtenir le sergent-majorat ; ce n'est point orgueil de sa part, car il méprise les vains hochets qui ne rapportent rien ; c'est uniquement comme moyen de conquérir par la terreur les gardes nationaux de sa compagnie.

Malheur à l'imprudent atteint d'engelures ou de rhume de cerveau qui irait acheter autre part que chez son sergent-major la pommade ou la pâte de réglisse qui doivent ne pas le guérir ! Il peut compter sur des gardes hors tour, sur des corvées de faveur et sur le conseil de discipline s'il est en retard de cinq minutes.

Lorsqu'on est son client, on est sûr, au contraire, de ne jamais passer la nuit au poste; il suffit même du prétexte d'une légère indisposition personnelle ou d'un membre de sa famille pour qu'il reprenne immédiatement votre billet de garde. Seulement, il est nécessaire de lui prendre une certaine quantité de médicaments (le plus possible) qui servent à certifier la maladie. On peut abuser de cette manière d'être malade sans qu'il ait jamais l'indiscrétion de vous en faire le moindre reproche.

Donc, si ce n'était pas par considération pour le *pharmaceuticus honorabilis,* qui ferme la porte de sa vertueuse officine à la fraude et à la consultation, je crois qu'on rendrait justice à la pharmacie en la classant parmi les industries insalubres qui sont placées sous la juridiction du conseil de salubrité et de l'administration de la police. Quelle horreur! va s'écrier un pharmacien-drogueur de la rue des Lombards qui *oublie* de mettre du safran dans son laudanum de Syd, mais nous avons nos inspecteurs qui sont chargés de contrôler la pureté de nos produits et l'étamage de nos casseroles pharmaceutiques.

Et il aurait raison, cet honnête industriel.

L'inspection des garnis, des épiciers, des maisons de filles et de tout ce qui peut faire courir un danger à la société est faite avec une admirable exactitude, parce qu'elle est faite directement par les agents de l'administration ; l'inspection de la pharmacie est à peu près nulle. Il est cependant clair que la santé publique, qui se trouve livrée presque sans contrôle au mercantilisme effréné de l'*apothicarius venenosus,* court des dangers bien autrement sérieux, car il ne s'agit point ici d'un foulard volé, d'une chaude-pisse attrapée ou de lait étendu d'eau ; il s'agit à chaque instant de vies humaines qui nous échappent, parce qu'un *pharmacien-drogueur* économise dix centimes sur une potion qu'il vend deux francs.

Les inspecteurs, membres de l'École de pharmacie et de médecine, sont beaucoup trop savants pour faire une pareille besogne, aussi ils ne la font sérieusement que lorsqu'une dénonciation formelle vient les réveiller. Au lieu d'être le *Mané, Thecel,* etc., des pharmaciens, au lieu de les aborder avec l'aspect terrible de Minos, ils empruntent l'air gracieux de Grassot dans le *gendre de M. Pommier,* ils entr'ouvrent la porte, jettent un regard circulaire dans la boutique et s'en vont en adressant au pharmacien un sourire qui semble dire : Allons, c'est parfait, vos bocaux sont parfaitement alignés, nous sommes satisfaits, au plaisir, à l'année prochaine. Il est des cas cependant où ils déploient une sévérité terrible, c'est quand un de leurs vassaux manque de respect à l'École de pharmacie (ne pas la saluer est un grave délit, la traiter de perruque est un crime) ; ou quand un imprudent s'écarte du vieux sentier des us et coutumes de l'art ; oh ! alors ils envahissent l'officine comme une trombe, ils bouleversent tout, fouillent partout, ils porteraient même, s'ils l'osaient, leurs mains investigatrices jusque sur Madame la pharmacienne pour s'assurer qu'elle ne recèle rien de falsifié, altéré ou sophistiqué. Cependant il n'est jamais nécessaire d'en venir à une telle extrémité, le premier bocal qui leur tombe sous la main renferme ordinairement la matière au moins d'un procès-verbal. A moins que l'*apothicarius clyso ferrens*, prévenu à propos, n'ait eu le temps de déposer au coin de la borne la moitié de ses marchandises ; oh ! alors tout est retourné dans la maison de la cave au grenier, il faut absolument une contravention, on n'en démordra pas. Un jour même, en désespoir de cause, on a saisi le pot de colle à étiquettes parce que la colle était moisie. La Commission déclara que jusqu'à ce qu'on ait étudié suffisamment l'action que des étiquettes ainsi collées pourraient avoir sur la conservation des médicaments, elle devait considérer ladite colle comme présentant un danger sérieux pour la santé publique. La colle criminelle fut donc saisie et procès-verbalisée. Dans la même visite, on avait eu beaucoup de peine à leur arracher un vase intime qu'ils s'obstinaient à considérer comme un ustensile de laboratoire malpropre.

Le seul remède à cela consiste à changer le mode d'inspection et à le confier exclusivement à l'administration de la police, qui traquera les *pharmaciens-drogueurs* comme elle le fait pour les autres marchands qui trompent sur la nature de la marchandise. Le *pharmaceuticus honorabilis* ne pourrait qu'y gagner, car il serait bientôt débarrassé de cette honteuse concurrence.

Ceci nous prouve que parmi les ennemis naturels du médecin, et j'entends par ennemi naturel tout individu qui, volontairement ou involontairement, lui porte préjudice parce qu'il y trouve son intérêt, l'*apothicarius venenosus* peut hardiment revendiquer la première place.

Ceci nous prouve encore que dans toute la création il n'existe pas un être aussi doux, aussi bon, aussi patient que le médecin, qui se laisse gruger, piller et dévaliser sans rien dire par les *pharmaciens-drogueurs*, rebouteurs, consultants sans diplôme et autres corsaires qui vivent de son bien et en vivent mieux que lui.

Il ressemble à ces vieux brahmines qui se laissent dévorer par la vermine sans vouloir, par scrupule de conscience, s'en débarrasser.

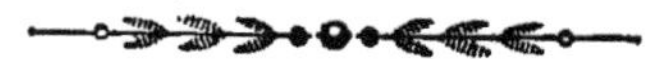

Dᴿ JOULIN.

www.ingramcontent.com/pod-product-compliance
Ingram Content Group UK Ltd.
Pitfield, Milton Keynes, MK11 3LW, UK
UKHW020014130726
13694UKWH00005B/2280